Ahmed Fayed

Não é asma brônquica

Ahmed Fayed

Não é asma brônquica

ScienciaScripts

Imprint

Cover image: www.ingimage.com

This book is a translation from the original published under ISBN 978-3-639-70513-3.

Publisher:
Sciencia Scripts
is a trademark of
Dodo Books Indian Ocean Ltd. and OmniScriptum S.R.L publishing group

120 High Road, East Finchley, London, N2 9ED, United Kingdom
Str. Armeneasca 28/1, office 1, Chisinau MD-2012, Republic of Moldova, Europe
Printed at: see last page
ISBN: 978-620-7-86229-0

Conteúdo

Resumo

A asma brônquica é uma doença respiratória crónica comum, cujo diagnóstico se baseia em grande parte na história do doente e na sua avaliação clínica. Na nossa prática diária, muitas condições podem mimetizar a asma brônquica e ser erradamente diagnosticadas como asma, quer por uma avaliação inadequada do doente, quer por uma grande semelhança na apresentação, sem investigação específica ou patognomónica. Neste artigo, discutiremos brevemente algumas destas semelhanças com a asma que encontramos na nossa prática diária.

Palavras chave

Asma brônquica, expressões faciais, erros de diagnóstico.

1 Introdução

A asma, uma síndrome heterogénea, é uma doença inflamatória crónica das vias respiratórias caracterizada por uma hiperresponsividade das vias respiratórias a vários estímulos, resultando numa limitação reversível do fluxo aéreo [1]. Sendo uma doença heterogénea, a asma brônquica inclui numerosos endótipos e fenótipos, tais como a variante da tosse, a asma induzida pelo exercício, a asma induzida pela aspirina, etc. [2].

Embora o diagnóstico clínico se baseie principalmente em crises recorrentes de dispneia, pieira, aperto no peito e/ou tosse, a presença destes sintomas não é específica da asma brônquica, uma vez que sintomas semelhantes podem estar presentes noutras doenças respiratórias ou mesmo cardíacas, ou podem ser desencadeados por estímulos diferentes em não asmáticos (mímicos da asma), como o refluxo gastro-esofágico, a disfunção das cordas vocais, o gotejamento pós-nasal, etc. Estes mímicos da asma são habitualmente tratados como asma brônquica, o que leva à depleção de recursos, à sobrestimação da asma brônquica, à sobrestimação da asma brônquica resistente e a numerosos efeitos secundários relacionados com a utilização incorrecta de medicamentos para a asma, bem como a problemas sociais e financeiros para estes doentes [3,4].

Deve ser considerado um elevado índice de suspeição para diagnósticos alternativos após a avaliação de um doente com asma brônquica que apresente sintomas atípicos ou que não responda ao tratamento da asma brônquica [4].

2 Síndrome de gotejamento pós-nasal (PNDS)

Também conhecida como síndrome da tosse das vias aéreas superiores [5], foi mencionada pela primeira vez por Frank em 1794, num artigo em latim, como uma forma de catarro crónico com origem na faringe [6]. Embora não exista uma definição aceitável [5], a mais aceite é uma sensação de plenitude no fundo do nariz, com uma sensação constante de formigueiro e cócegas na úvula, palato mole e palato duro posterior, que piora após o sono [7].

O mecanismo da tosse na PNDS é a irritação direta ou inflamação dos receptores da tosse nas vias aéreas superiores[8]. Normalmente, há episódios repetidos de constipações e gripes que deixam o doente com um estado persistente de catarro e uma alteração na depuração mucociliar com uma acumulação de muco no espaço pós-nasal[7], mas isto pode resultar de uma série de condições diferentes que perturbam a produção normal de muco nas cavidades nasais e sinusais, tais como rinite alérgica, sinusite, pólipos, anomalias anatómicas, refluxo gastro-esofágico e tabagismo [9].

Uma vez que a PNDS não tem nenhum sinal patognomónico [10], o diagnóstico baseia-se normalmente numa história detalhada e cuidadosa que contém geralmente uma doença das vias respiratórias superiores (por exemplo, uma constipação), mas também pode ser diagnosticada estranhamente como uma condição que responde ao tratamento com uma combinação de um anti-histamínico de primeira geração e um descongestionante oral [11]. O doente pode sofrer de uma tosse curta, com cócegas, que ocorre a intervalos regulares, particularmente à noite e frequentemente de manhã. O diagnóstico baseia-se em grande parte no exame direto do laringoscópio, idealmente após uma broncoscopia, e na tosse com pequenos grânulos de muco viscoso [7,10].

Após um certo período de persistência dos sintomas, a voz é afetada, quer pela presença constante de uma obstrução no espaço pós-nasal que impede que o palato se aproxime perfeitamente da parede posterior, quer porque os movimentos do véu se tornam verdadeiramente semanais, resultando numa tendência para falar pelo nariz [13].

Embora possa não ser detectada inflamação, ulceração ou inchaço da laringe, podem ser observados retalhos de filamentos atrás do véu ou na parte posterior da faringe e, por vezes, os folículos mucosos estão aumentados e vermelhos, com um aspeto de seixos na mucosa orofaríngea. O exame do tórax pode ser normal, mas a sibilância também é comum [7,11,12].

Os tratamentos para a SDNP incluem a lavagem nasal com soluções alcalinas suaves contendo borato [14], um anti-histamínico de primeira geração e um descongestionante oral, tal como recomendado pelos médicos torácicos norte-americanos [12], e depois todos os esforços são direccionados para o tratamento da condição subjacente para resolver o problema, tal como a terapia antibiótica e a cirurgia endoscópica funcional dos seios nasais para o tratamento da sinusite [9].

3 Disfunção das cordas vocais (DCV)

Também conhecido como movimento paradoxal das cordas vocais (PVFM), é uma adução anormal das cordas vocais durante a inalação (mais raramente durante a exalação) que produz obstrução do fluxo de ar na laringe, comummente em mulheres e normalmente diagnosticada erradamente como asma brônquica, não só devido a uma apresentação semelhante, mas também devido a sintomas semelhantes [14].

Foi descrita clinicamente pela primeira vez em 1842 como uma disfunção dos músculos da laringe observada em mulheres histéricas [15] e foi visualizada pela primeira vez com um laringoscópio em 1869 por Mackenzie, que fez o diagnóstico em pacientes histéricas [16].

A causa exacta desta condição não está claramente definida e pode ser multifatorial [17], mas a fisiopatologia subjacente envolve um reflexo de encerramento laríngeo hiperfuncional e inapropriado desencadeado pelo esforço, factores psicológicos e irritantes como a DRGE, refluxo laringofaríngeo, rinite, sinusite, infecções virais recorrentes do trato respiratório superior, alergénios e/ou poluentes ambientais e fumos irritantes ocupacionais [18,19,20].

A apresentação clínica é muito variável e inclui fome de ar, engasgamento, aperto no peito, dor no peito, dificuldade em engolir, sensação de globus, rouquidão da voz, afonia ou disfonia intermitente, retracções do pescoço ou do peito, fadiga, tosse, pigarro e estridor, Os ataques de asma são semelhantes aos ataques de asma, mas o seu início e resolução súbitos, a fraca resposta ao tratamento da asma brônquica, a ausência de hipoxemia durante o ataque, a rouquidão da voz ou fonação e a ausência de despertar noturno devido a falta de ar podem ajudar a diferenciá-los da asma brônquica [21,22,23].

O diagnóstico baseia-se fortemente no laringoscópio direto, idealmente após provocação brônquica, na curva fluxo-volume obtida por espirometria ou prova de função pulmonar e oscilometria de pulso, mas também os níveis de inibidores

C1 e C4 devem ser avaliados para excluir angioedema hereditário em casos suspeitos [24].

Embora a laringoscopia transnasal de fibra ótica durante um ataque agudo seja o padrão de ouro para o diagnóstico, permite a visualização direta da adução paradoxal das cordas vocais verdadeiras durante a inspiração, com constrição glótica ao longo da parte posterior das cordas vocais (Figura 1), As alças de fluxo-volume são uma ferramenta útil para diferenciar a DCV e a AB, que tipicamente mostram um achatamento da alça inspiratória (obstrução extra-torácica variável) na DCV (Figura 2), além de uma queda e aumento abrupto na alça de fluxo-volume expiratório na ausência de tosse durante os sintomas de disfunção das cordas vocais [22,25].

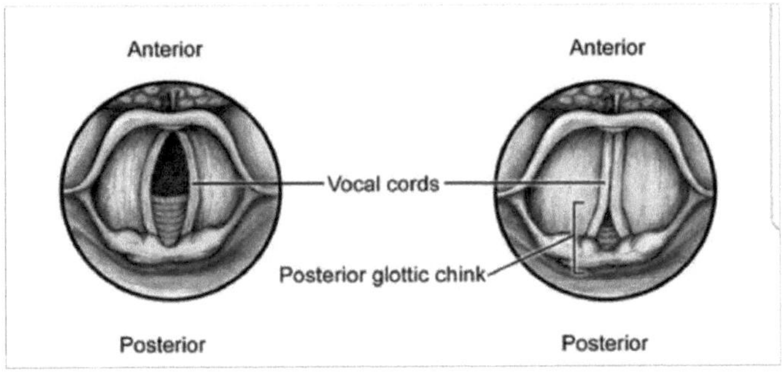

Figura 1: Cordas vocais durante a inspiração normal, à esquerda, e num doente com disfunção das cordas vocais, à direita.

O tratamento requer frequentemente uma abordagem multidisciplinar envolvendo o médico de cuidados primários, pneumologista, alergologista, otorrinolaringologista, gastroenterologista, neurologista, psiquiatra ou psicólogo, terapeuta da fala e treinador desportivo [26]. O tratamento baseia-se principalmente em técnicas de relaxamento das cordas vocais e exercícios de respiração, com apoio psicológico em casos difíceis, mas não são necessárias restrições alimentares nem está indicada qualquer farmacoterapia específica [17-22].

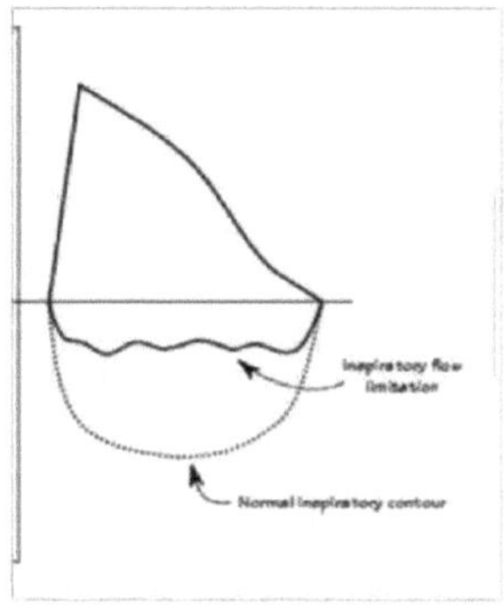

Figura 2: Espirometria de um paciente com disfunção das cordas vocais, mostrando achatamento inspiratório.

4 Asma cardíaca

A asma cardíaca é a manifestação da insuficiência cardíaca congestiva (ICC) acompanhada de pieira e outros sintomas como dispneia, tosse, expetoração espumosa ou com sangue e estertores. Estes sintomas ocorrem geralmente à noite (mas também após o exercício) e são mais frequentes nos idosos (35% em comparação com 10-15% nos doentes mais jovens) [27,28].

Foi publicada pela primeira vez em 1833 por James Hope como uma oxigenação inadequada do sangue com uma sensação de sufocação [29]. Em 1951, Lombardo e Harrison definiram a asma cardíaca como uma condição induzida por congestão passiva aguda e edema dos pulmões quando o lado esquerdo do coração "sofre de uma desproporção súbita entre a carga de trabalho e a capacidade de trabalho" [30].

Cerca de 10% da população com mais de 80 anos sofre de insuficiência cardíaca [31] e cerca de 10% dos casos de dispneia referenciados a um respirologista podem ter uma causa cardíaca e não pulmonar [32].

Na ICC, a incapacidade do coração de bombear sangue do ventrículo esquerdo leva a uma acumulação de fluido na circulação pulmonar, com congestão pulmonar que causa dificuldade em inspirar e expirar com sintomas semelhantes aos da asma [33].

A asma cardíaca é frequentemente caracterizada por um despertar súbito com dispneia e pieira, que geralmente desaparece após o doente estar sentado durante 20-30 minutos, após o que pode voltar para a cama sem medicação. No entanto, o doente pode desenvolver episódios recorrentes durante uma única noite com cianose, suores frios, expetoração com sangue e acumulação de líquido nos pulmões [30-34].

A sibilância observada nos doentes com ICC pode dever-se ao estreitamento ou obstrução dos bronquíolos, à hiperresponsividade brônquica [35], à desregulação dos receptores beta2 resultante de uma estimulação adrenérgica excessiva [36] ou à broncoconstrição reflexa envolvendo o nervo vago [37].

Devido à semelhança dos sintomas e do momento em que ocorre a BA, a asma cardíaca é muitas vezes incorretamente diagnosticada como BA. No entanto, um diagnóstico preciso é essencial, uma vez que os tratamentos são diferentes para as duas condições e um tratamento incorreto pode exacerbar a asma cardíaca [38].

Enquanto a ausência de inflamação é a principal diferença entre asma cardíaca e brônquica, o tempo de circulação, que é prolongado em pacientes com insuficiência cardíaca e pode ser estimado por angiocardiografia por TC com radionuclídeos e ressonância magnética, também pode diferenciar as duas condições [39]. A medição do péptido natriurético cerebral (BNP) sérico também pode diferenciar entre causas cardíacas e pulmonares de dispneia, uma vez que aumenta na insuficiência cardíaca [40].

Embora a insuficiência cardíaca crónica esteja frequentemente associada a uma diminuição do volume expiratório forçado num segundo (FEV1), os doentes com asma cardíaca apresentavam valores de FEV1 mais baixos do que os doentes com insuficiência cardíaca crónica isolada [41].

A hiperreactividade brônquica, caraterística da AB, pode estar presente em algum grau em alguns doentes com insuficiência ventricular esquerda [42] e os diuréticos são ineficazes na modificação desta hiperreactividade brônquica, sugerindo que a insuficiência ventricular esquerda pode causar alterações crónicas nas vias aéreas [43].

A radiografia do tórax é uma ferramenta útil para confirmar a presença de congestão pulmonar e para identificar cardiomegalia na asma cardíaca [37]. Ao exame, a auscultação dos pulmões pode revelar estertores [44].

Atualmente, não existe um tratamento bem definido para a asma cardíaca, quer seja aguda ou crónica, e o tratamento da asma cardíaca depende da melhoria da função de bombeamento do coração. Enquanto que os fármacos BA, como os broncodilatadores e os corticosteróides, são geralmente ineficazes no tratamento da asma cardíaca, o brometo de ipratrópio, um broncodilatador anticolinérgico inalado, pode melhorar a função pulmonar em doentes com ICC e os esteróides podem ser claramente úteis em doentes com edema pulmonar e sibilância grave que não desaparece com o tratamento inicial [45].

Os fármacos tradicionais utilizados no tratamento agudo da asma cardíaca incluem a furosemida, a morfina e os nitratos [46-47]. O oxigénio suplementar, a ventilação não invasiva (VNI) e o posicionamento correto do doente são também importantes [47]. Uma boa posição, na qual o paciente fica em pé ou sentado com os pés pendentes sobre o lado da cama, leva a uma redução no retorno venoso [48], uma redução na quantidade de sangue nos bronquíolos e uma redução no edema intersticial [30-48].

A congestão pulmonar persistente, apesar da diurese agressiva, pode ser um problema em alguns pacientes. Um nitrato intravenoso, um venodilatador, pode, portanto, ser usado tanto em pacientes hipertensos como normotensos, pois reduz a pressão ventricular esquerda, diminuindo assim a congestão pulmonar [49]. A morfina intravenosa pode aliviar os sintomas em pacientes com congestão pulmonar através da venodilatação e redução da pré-carga, facilitando a respiração e reduzindo o nível de ansiedade do paciente durante o ataque [50-52].

Após a resolução do ataque agudo, o tratamento da insuficiência cardíaca deve ser iniciado ou optimizado para prevenir novos ataques, utilizando inibidores da enzima de conversão da angiotensão e beta-bloqueadores com diuréticos para manter a euvolémia e prevenir futuros ataques. Embora não tenha sido demonstrado que a digoxina reduz a mortalidade, ela pode ser usada para melhorar os sintomas congestivos [50-52].

5 Síndrome de Disfunção Reactiva das Vias Aéreas (RADS)

Também conhecida como Síndrome Reactiva das Vias Aéreas Superiores (SRVAS), é uma doença controversa e mal compreendida, caracterizada pelo aparecimento súbito de sintomas semelhantes aos da asma após uma única exposição a uma concentração elevada de irritantes, seguida de sintomas semelhantes aos da asma e de hiperresponsividade das vias aéreas que podem persistir durante um período prolongado [53].

Foi descrita pela primeira vez em 1981 por Brooks e Lockers como uma asma não imunológica resultante da exposição a um gás irritante [54], que difere da asma ocupacional pelo facto de ser um evento agudo único sem período de latência significativo [55].

Os sintomas, que imitam os da asma, surgem geralmente no prazo de 24 horas após a exposição, embora alguns doentes comuniquem sintomas até sete dias após a exposição [56]. O doente pode sentir uma sensação de ardor na garganta e no nariz [57], para além de tosse, dispneia, pieira e dor no peito [58], com sintomas de irritação da mucosa nasal, como congestão nasal, espirros, prurido nasal ou aumento das secreções nasais [59]. O exame físico revela conjuntivite, eritema faríngeo, taquipneia e pieira [60].

A patologia da RADS mostra uma inflamação não específica com infiltração celular principalmente linfocítica e descamação epitelial [61]. Este estado inflamatório e os mediadores tóxicos causam danos epiteliais. Embora a maioria das pessoas recupere, a inflamação extensa e a descamação epitelial podem reduzir os limiares dos receptores para uma hiperresponsividade brônquica grave contínua [53].

Embora exista uma lista de agentes causais reconhecidos (quadro 1), os agentes mais frequentemente referidos na literatura e associados a um diagnóstico de SDR são o cloro, o diisocianato de tolueno e os óxidos de azoto [62].

Os critérios de diagnóstico da RADS incluem a ausência documentada de queixas respiratórias prévias, a exposição a uma concentração muito elevada de propriedades irritantes, o início dos sintomas no prazo de 24 horas após uma única exposição (mas que pode ser retardada até sete dias), a persistência durante pelo menos três meses de sintomas semelhantes aos da asma, a presença de obstrução ao fluxo de ar na função pulmonar ± hiper-responsividade brônquica não específica e todas as outras doenças pulmonares foram excluídas [63].

Pode ser realizada uma radiografia do tórax para excluir edema pulmonar não cardiogénico, alveolite ou pneumonia em doentes que se apresentam após exposição aguda a um irritante. A tomografia computorizada de alta resolução não é normalmente necessária para a avaliação da síndrome respiratória aguda grave, mas pode ser necessária para excluir outros diagnósticos e pode demonstrar aprisionamento de ar com base num padrão de mosaico nas imagens expiratórias finais [64].

Quadro 1: Agentes responsáveis pela síndrome de disfunção reactiva das vias aéreas.

Agent	Examples
Household exposure	floor sealants, spray paint, bleaching agents, household cleaners containing morpholine.
Chemical	chlorine, sulphuric acid, ammonia, hydrochloric acid, acetic acid, phosgene, hydrogen sulphide, sodium azide, sodium hypochlorite, toluene di-isocyanates, organic solvents.
Industry	paint spraying, metal-coat removers, welding, heated plastics or acids, epoxy resins, perfumes, pesticides, enzymes, industrial cleaning products, dust or molds in silos.
Other	Fire and smoke inhalation, burning paint fumes, tear gas, locomotive exhaust

Para os doentes com sintomas crónicos, pode ser realizado um teste cutâneo de alergia ou um teste imunológico a um painel de aeroalergénios comuns para excluir a asma alérgica [65].

A espirometria deve ser efectuada em todos os doentes com suspeita de SRAD com reversibilidade ao broncodilatador se houver limitação do fluxo aéreo. Embora o padrão obstrutivo seja o mais comum e a resposta ao broncodilatador seja menor do que na asma [66], alguns pacientes têm um defeito restritivo [67].

Embora os doentes com SRAD respondam menos bem aos beta2-agonistas do que os doentes asmáticos, o tratamento é o mesmo que para a AB [68]. Os glucocorticóides sistémicos são utilizados para a disfunção reactiva aguda das vias aéreas, normalmente prednisona oral 40-60 mg durante 10-15 dias, o que é mais longo do que o utilizado para as exacerbações típicas da asma brônquica [69].

O bicarbonato de sódio nebulizado pode melhorar a qualidade de vida e o volume expiratório forçado no primeiro segundo (FEV1) após a exposição ao gás cloro [70] e o transplante pulmonar tem sido utilizado para sintomas graves e persistentes da síndrome de disfunção reactiva das vias aéreas [71].

Ao contrário da asma ocupacional imunológica, os doentes com SRAD podem regressar ao trabalho com tratamento adequado, desde que a sua asma esteja bem controlada e sejam tomadas medidas de segurança para evitar exposições a níveis elevados [72].

Os resultados a longo prazo da RADS não são claros, mas quanto maior for a concentração dos agentes envolvidos, maior é o risco. Os vapores e os aerossóis húmidos são também mais arriscados do que as partículas secas [73].

6 Doença do refluxo gastro-esofágico (DRGE)

A doença do refluxo gastro-esofágico (DRGE) é a doença mais comum encontrada pelos gastroenterologistas e é definida como sintomas ou complicações resultantes do refluxo do conteúdo gástrico para o esófago, cavidade oral e/ou pulmões [74].

Os sintomas incluem normalmente dispepsia, dor epigástrica, náuseas, inchaço, saciedade precoce e arrotos [74]. A tosse crónica, os sintomas de asma e a laringite crónica também podem ser sintomas apresentados [75].

A doença do refluxo gastro-esofágico tem uma relação complexa com a asma brônquica, uma vez que as duas condições podem coexistir, uma induzindo ou exacerbando a outra [75-77].

O refluxo gastro-esofágico pode induzir sintomas de asma quer através de efeitos directos na hiperresponsividade das vias aéreas quer através do aumento da inflamação das vias aéreas [7778]. A microaspiração ácida é um estímulo direto muito potente para o broncoespasmo [78] e pode desencadear o broncoespasmo indiretamente através de alterações inflamatórias que são quer inflamação crónica localizada com aumento da reatividade das vias aéreas [77], quer citocinas libertadas na sequência de danos no revestimento epitelial das vias aéreas superiores [79]. Foi também demonstrado que a instilação de ácido no esófago diminui o pico de fluxo expiratório e aumenta a resistência global das vias aéreas [80].

A prevalência de sintomas de DRGE é muito maior em pacientes com asma do que na população em geral [81]. A hiperinsuflação e a descida do diafragma na asma brônquica, com o aumento do trabalho respiratório, aumentam o gradiente de pressão entre o abdómen e o tórax, causando herniação do esfíncter esofágico inferior para o tórax, onde a sua função de barreira é prejudicada, promovendo o refluxo do conteúdo gástrico [76]. Os medicamentos para a asma, como os beta2-agonistas e a teofilina, também podem diminuir o tónus do esfíncter esofágico inferior, causando um ciclo vicioso de sintomas de asma induzidos pela DRGE, levando a um aumento do uso de broncodilatadores, o que, por sua vez, promove o agravamento da DRGE [82].

O tratamento da DRGE tem um efeito variável nos doentes asmáticos, enquanto alguns doentes com AB beneficiam do tratamento da DRGE, controlando melhor os seus sintomas, outros não relatam qualquer benefício [83-84]. Por esta razão, alguns recomendam um ensaio empírico do tratamento da DRGE em asmáticos mal controlados, mesmo que não apresentem sintomas de DRGE [85], enquanto outros desaconselham-no [86], demonstrando mais uma vez a complexa relação entre a DRGE e a asma.

7 Traqueomalácia e traqueobroncomalácia

A traqueomalácia (TM) é uma fraqueza da parede da traqueia (principalmente na parte intra-torácica) devido ao amolecimento da cartilagem de suporte e hipotonia dos elementos mioelásticos [87], resultando no estreitamento do seu lúmen durante a expiração (particularmente a expiração forçada) com colapso dinâmico excessivo das vias aéreas [88-89]. A traqueobroncomalácia (TBM), um termo mais amplo, é uma fraqueza difusa ou segmentar das paredes da traqueia e dos brônquios e é frequentemente usada de forma intercambiável com a traqueomalácia [87-90].

Os sinais e sintomas do TCE são inespecíficos e semelhantes aos da asma brônquica, caracterizando-se por tosse descamativa, dispneia, estridor, pieira, dificuldade em expelir secreções, bronquite ou pneumonia de repetição e síncope durante a tosse [91-92], mas na obstrução ligeira a tosse pode ser assintomática [93]. Estes sintomas podem ser induzidos por expiração forçada, tosse, manobra de Valsalva e determinadas situações clínicas (por exemplo, anestesia geral, insuficiência respiratória hipercápnica progressiva, saída de ventilação mecânica) [94].

Pode ser classificada de várias maneiras, inclusive de acordo com a forma da traqueia: tipo crescente, que apresenta um estreitamento ântero-posterior da traqueia, tipo lateral, que apresenta um estreitamento lateral da traqueia com aspeto de lâmina de sabre, e tipo circunferencial, que apresenta tanto um estreitamento ântero-posterior quanto lateral da traqueia. Também é classificada como congénita, que é a anomalia congénita mais comum da traqueia, e como adquirida, que geralmente ocorre após intubação endotraqueal prolongada ou traqueostomia [95-96].

As alterações histopatológicas incluem estreitamento do lúmen acompanhado de atrofia das fibras elásticas longitudinais e fragmentação da cartilagem traqueal [97] e podem ser classificadas em três tipos histopatológicos: membranoso, cartilaginoso e policondrítico [98].

As ferramentas de diagnóstico incluem a broncoscopia flexível, em que uma diminuição de mais de 50% do diâmetro da traqueia é considerada anormal (Figura 3) [99-104], a tomografia computorizada (TC) dinâmica das vias aéreas e os testes de função pulmonar, que podem apoiar o diagnóstico mas não são diagnósticos [100-102], embora a RM seja o método preferido para avaliar as anomalias extrínsecas das vias aéreas [103].

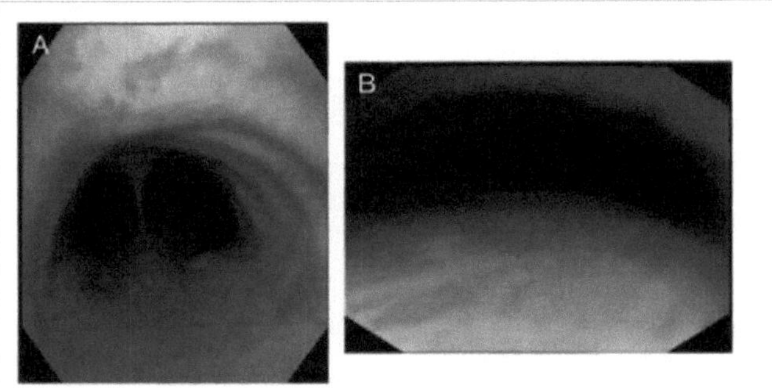

A- Traqueia normal durante a inspiração B- Colapso da traqueia durante a expiração .

Figura 3: Doente com traqueomalácia

A intervenção não é normalmente necessária em crianças com TCE ligeiro a moderado, uma vez que a cartilagem traqueal se fortalece e enrijece à medida que a criança cresce e os sintomas desaparecem por volta dos 1-2 anos de idade [105], pelo que o tratamento conservador é preferível [104] e inclui o tratamento de infecções respiratórias, oxigenoterapia humidificada e fisioterapia pulmonar [106]. Do mesmo modo, os doentes adultos assintomáticos geralmente não necessitam de tratamento, mas para os doentes sintomáticos, o tratamento inicial visa a causa subjacente e as doenças coexistentes [107].

Actuando como um stent pneumático, a ventilação não invasiva com pressão positiva (NIPPV) pode ser utilizada para manter a permeabilidade das vias aéreas, facilitar a drenagem de secreções e melhorar o fluxo expiratório, reduzindo as pressões transpulmonares inspiratórias necessárias para iniciar o fluxo de ar, reduzindo assim o trabalho respiratório [108].

Os stents podem ser utilizados para restaurar e manter a permeabilidade das vias aéreas com melhoria dos testes de função pulmonar, mas pode ser necessário mais do que um stent [109].

A intervenção cirúrgica pode ser necessária e inclui: reconstrução por ressecção traqueal, que pode ser recomendada para pacientes pós-intubação com MT focal com resultados satisfatórios [110], substituição traqueal e traqueobroncoplastia, que se refere à esplintagem cirúrgica da parede posterior da traqueia com malha de polipropileno [111].

8 Doença pulmonar obstrutiva crónica (DPOC)

A DPOC, uma doença heterogénea, é uma doença comum, evitável e tratável, caracterizada por sintomas respiratórios persistentes e limitação do fluxo de ar devido a anomalias das vias aéreas e/ou alveolares, geralmente causadas por uma exposição significativa a partículas ou gases nocivos, e inclui: bronquite crónica, enfisema e asma brônquica remodelante crónica [112].

Embora as alterações patológicas da DPOC se situem principalmente nas vias respiratórias, o parênquima pulmonar e a vasculatura pulmonar são geralmente afectados pelo desequilíbrio entre a proteinase e a antiprotease e pelo stress oxidativo. As alterações nas vias respiratórias incluem inflamação crónica, aumento do número de células caliciformes, hiperplasia das glândulas mucosas, fibrose, estreitamento e redução do número de pequenas vias respiratórias e colapso das vias respiratórias. Estas alterações patológicas resultam no aumento da resistência ao fluxo de ar nas pequenas vias aéreas, no aumento da complacência pulmonar, no aprisionamento do ar e na obstrução progressiva do fluxo de ar [112-113].

A inflamação crónica na DPOC é caracterizada pela presença de linfócitos T CD8+, neutrófilos e monócitos/macrófagos CD68+ nas vias respiratórias.
(114) enquanto na asma brônquica se caracteriza pela presença de linfócitos T CD4+, eosinófilos e um aumento das interleucinas (IL)-4 e IL-5.
[115] .

Embora o tabagismo seja claramente o fator de risco mais importante no desenvolvimento da DPOC, a prevalência está também ligada à poluição exterior, profissional e interior, bem como à utilização de combustíveis de biomassa [116].

A dispneia, a tosse crónica e a produção de expetoração são os sintomas cardinais da DPOC, juntamente com a pieira, mas o sintoma inicial mais comum é a dispneia de esforço. Estes sintomas, que são semelhantes aos da doença pulmonar crónica aguda, podem desenvolver-se de forma independente e com intensidade variável [118].

O diagnóstico de DPOC depende da história e de um exame adequado, com provas obstrutivas fornecidas pela espirometria, particularmente em fumadores ou ex-fumadores com mais de 35 anos. A radiografia do tórax pode excluir outros diagnósticos e pode mostrar hiperinsuflação ou alterações enfisematosas (Figura 4), mas a tomografia computorizada (TC) do tórax define claramente o enfisema e a sua extensão. Da mesma forma, o ECO pode detetar a condição no lado direito do coração com o desenvolvimento de corpulmonale [119].

Embora a DPOC seja incurável devido aos danos permanentes nos pulmões, a cessação do tabagismo é a intervenção mais eficaz em termos de prevenção e tratamento, combinada com medidas farmacológicas e não farmacológicas. As medidas farmacológicas incluem principalmente broncodilatadores e esteróides inalados (em determinadas situações) com um inibidor da fosfodiesterase 4 (Roflumilast), ao contrário da doença pulmonar obstrutiva crónica, em que os esteróides inalados são o padrão de ouro. As medidas não farmacológicas incluem oxigenoterapia, reabilitação pulmonar, vacinação, nomeadamente contra a gripe e o pneumococo, cuidados nutricionais, assistência respiratória e intervenções cirúrgicas, incluindo cirurgia de redução do volume pulmonar e transplante pulmonar (112-121).

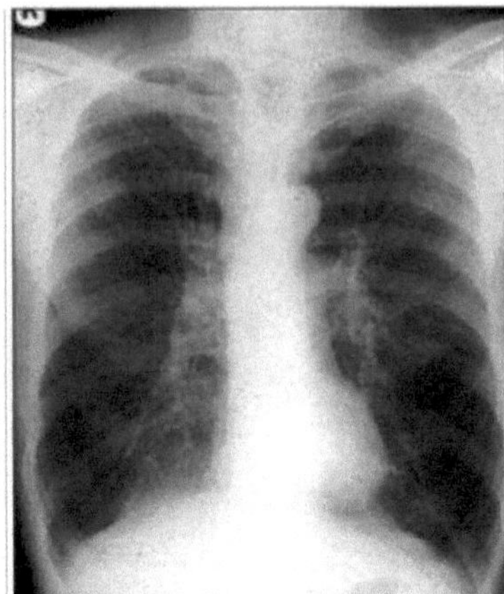

Figura 4: Radiografia do tórax de um doente com DPOC que mostra hiperinsuflação com um diafragma latente, artérias pulmonares proeminentes e translucência aumentada dos campos pulmonares.

9 Conclusão

Como não existe um teste de diagnóstico específico ou uma apresentação patognomónica para a asma brônquica, cujos sintomas são semelhantes aos de muitas outras condições clínicas comuns, temos de ser extremamente cuidadosos na avaliação dos nossos doentes, com uma história detalhada e um exame e investigação completos e adequados, considerando sempre outros possíveis diagnósticos, particularmente nos casos de apresentação típica ou de má resposta ao tratamento, tendo em conta a coexistência de várias condições.

Referências

1- White J, et al. Directrizes para o diagnóstico e gestão da asma: um olhar sobre as principais diferenças entre a BTS/SIGN e o NICE. Thorax 2018;0:1-5.

2- Melhoria da saúde na Escócia. Directrizes britânicas BTS/SIGN para a gestão da asma. 2016. SIGN 153.

3- Iniciativa Global para a Asma (GINA). Estratégia Global para a Gestão e Prevenção da Asma. www.ginasthma.org (consultado em 08 de janeiro de 2018).

4- Christopher S King e Lisa K Moores. Síndromes clínicas de asma e mímicos proeminentes de asma. Respiratory Care. maio de 2008 53:5.

5- O'Hara J, Jones NS. "A síndrome do gotejamento pós-nasal: a maioria dos doentes com secreções nasais purulentas não se queixa de tosse crónica. Rhinology. 2006; 44: 270273.

6- Frank J. De Curandis Hominum Morbis Epitome. Mannhemii 1794, p. 124-125.

7- Dobell H. On winter tough, catarrh and bronchitis (Apêndice: Postnasal catarrh). 1ª ed. Londres 1866, pp. 172-174.

8- Morice AH. Síndroma de gotejamento pós-nasal - um sintoma que não deve ser ignorado? Pulm Pharmacol Ther. 2004 ; 17 : 343-345.

9- Forer M e Ananda S. O tratamento do gotejamento pós-nasal. Aust Fam Physician. 1999; 28: 223-228.

10- Anandan P.T. Síndrome da Tosse das Vias Aéreas Superiores. Pulmon, Vol. 14, Edição 3, setembro-dezembro de 2012.

11- Pratter MR, Bartter T, Akers S, DuBois J. Uma abordagem algorítmica à tosse crónica. Ann Intern Med. 1993; 119: 977-983.

12- Pratter MR. Síndrome da tosse crónica das vias aéreas superiores secundária a doença do rinossinus (anteriormente síndrome do gotejamento pós-nasal): Directrizes de prática clínica baseadas em evidências da ACCP. Chest 2006; 129: 63S-71S.

13- MacDonald G. Diseases of the nose. 2ª ed. Londres: A.P. Watt, 1892, pp. 320-321.

14- Portman G, Stevenson R. Ear, nose and throat treatment in general practice. Londres: William Heinemann, 1924, 124-126.

15- Dunglison RD. The practice of medicine Lea and Blanchard. 1842.

16- Hoyte FC. Disfunção das cordas vocais. Immunol Allergy Clin N Am. 2013; 33(1): 1-22.

17- Christopher KL, Morris MJ. Disfunção das cordas vocais, movimento paradoxal das pregas vocais ou laringomalácia? A nossa compreensão requer uma abordagem interdisciplinar. Otolaryngol Clin N Am. 2010;43(1):43-66.

18- Truong A, Truong DT. Disfunção das cordas vocais: uma revisão actualizada. Otolaryngol 08 de dezembro de 2011. S1:002.

19- Rundell KW, Weiss P. Broncoconstrição induzida pelo exercício e disfunção das cordas vocais: duas faces da mesma moeda? Curr Sports Med Rep. 2013 Jan. 12(1):41-6.

20- Galdi E, Perfetti L, Pagella F, et al. Disfunção irritante das cordas vocais inicialmente diagnosticada erradamente como síndrome de disfunção reactiva das vias respiratórias. Scand J Work Environ Health. 2005 Jun. 31(3): 224-6.

21- Maillard I, Schweizer V, Broccard A, Duscher A, Liaudet L, Schaller MD. Uso de toxina botulínica tipo A para evitar intubação traqueal ou traqueotomia em casos de movimento paradoxal grave das cordas vocais. Chest 2000; 118(3): 874-7.

22- Hicks M, Brugman SM, Katial R. Disfunção das cordas vocais/movimento paradoxal das pregas vocais. Prim Care 2008; 35(1): 81-103.

23- Vlahakis NE, Patel AM, Maragos NE, Beck KC. Diagnosis of vocal cord dysfunction22: utility of spirometry and plethysmography. Chest 2002; 122(6): 2246-9.

24- Komarow HD, Young M, Nelson C, Metcalfe DD. Disfunção das cordas vocais demonstrada pela oscilometria de impulso. J Allergy Clin Immunol Pract. 2013; 1(4): 387-93.

25- Watson MA, King CS, Holley AB, Greenburg DL, Mikita JA. Variáveis clínicas e de função pulmonar associadas à disfunção das cordas vocais. Respir Care 2009 Apr. 54 (4): 467-73.

26- Sandage MJ, Zelazny SK. Movimento paradoxal das cordas vocais em crianças e adolescentes. Lang Speech Hear Serv Sch. 2004; 35(4): 353-62.

27- Jorge S, Becquemin MH, Delerme S, et al. Asma cardíaca em pacientes idosos: incidência, apresentação clínica e desfecho. BMC Cardiovasc Disord. 2007; 7: 16.

28- Tanabe T, Rozycki HJ, Kanoh S, Rubin BK. Asma cardíaca: novos conhecimentos sobre uma doença antiga. Expert Rev Respir Med 2012; 6: 705-14.

29- Esperança J. A Treatise on the Diseases of the Heart and Great Vessels [Um Tratado sobre as Doenças do Coração e dos Grandes Vasos]. Philadelphia, PA: Haswell and Johnson; 1842:346-365.

30- Lombardo TA, Harrison TR. Asma cardíaca. Circulation. 1951 ; 4(6), 920929.

31- Rich MW: Insuficiência cardíaca no século XXI: uma síndrome cardiogeriátrica. J Gerontol A Biol Sci Med Sci. 2001, 56(2): M88-96.

32- Pratter MR, Curley FJ, Dubois J, Irwin RS. Causa e avaliação da dispneia crónica numa clínica de doenças pulmonares. Arch Intern Med 1989; 149: 2277-82.

33- Ceridon M, Wanner A, Johnson BD. A circulação brônquica contribui para a congestão na insuficiência cardíaca? Med Hypotheses. 2009; 73: 414-419.

34- Hamilton JG. Cardiac asthma. Br Med J. 1955;1:39-41.

35- Nishimura Y, Yu Y, Kotani Y, et al. Hiperresponsividade brônquica e óxido nítrico exalado em pacientes com doença cardíaca. Respiration. 2001 ; 68 : 4145.

36- Borst M, Beuthien W, Schwencke C, et al. Dessensibilização do sistema adenilil ciclase pulmonar: uma causa da hiperresponsividade das vias aéreas na insuficiência cardíaca congestiva? J Am Coll Cardiol.1999; 34: 848-856.

37- Snashall PD, Chung KF. Obstrução das vias aéreas e hiperresponsividade brônquica na insuficiência ventricular esquerda e estenose mitral. Am Rev Respir Dis.1991; 144: 945-956.

38- Perlman F. Asma e dispneia cardíaca; um diagnóstico diferencial. Calif Med. 1951; 75: 199-201.

39- Shors SM, Cotts WG, Pavlovic-Surjancev B, et al. Insuficiência cardíaca: avaliação dos tempos de trânsito cardiopulmonar com RM resolvida no tempo angiografia. Radiologia. 2003;229:743-748.

40- Morrison JF, Pearson SB, Dean HG. Parasympathetic nervous system in noturnal asthma (Sistema nervoso parassimpático na asma nocturna). Br. Med. J. (Clin. Res. Ed.). 1988 ; 296(6634), 1427-1429.

41- Tanabe T, Kanoh S, Moskowitz WB, Rubin BK. Cardiac asthma: transforming growth fator B from the failing heart leads to squamous asthma.

metaplasia em células de vias aéreas humanas e pulmão de murino. Chest. 2012 ; 142 : 1274-1283.

42- Chua TP, Lalloo UG, Worsdell MY, Kharitonov S, Chung KF, Coats AJ. Airway and tough responsiveness and exhaled nitric oxide in non-smoking patients with stable chronic heart failure. Heart. 1996; 76(2) 44-149.

43- Pison C, Malo JL, Rouleau JL, Chalaoui J, Ghezzo H, Malo J. Hiperreactividade brônquica à metacolina inalada em indivíduos com insuficiência cardíaca esquerda crónica no momento de uma exacerbação e após o aumento da terapia diurética. Chest. 1989 ; 96(2) 230-235.

44- Jorge S, Becquemin MH, Delerme S, et al. Asma cardíaca em pacientes idosos: incidência, apresentação clínica e desfecho. BMC Cardiovasc Disord. 2007;7:16.

45- Tsuyoshi Tanabe, Henry J Rozycki, Soichiro Kanoh & Bruce K Rubin. Cardiac asthma: new insights into an old disease, Expert Rev. Respir. Med. 2012; 6(6) **705-714.**

46- Programa nacional de educação e prevenção da asma. Relatório do Painel de Peritos 3: Directrizes para o Diagnóstico e Gestão da Asma. Bethesda, MD: Instituto Nacional do Coração, Pulmão e Sangue; 2007. Publicação NIH n.º 08-5846.

47- Sabatine M. Pocket Medicine: The Massachusetts General Hospital Handbook of Internal Medicine. 4ª ed. Filadélfia, PA: Lippincott Williams & Wilkins; 2011:15.

48- Lexi-Comp Online [base de dados]. Hudson, OH: Lexi-Comp, Inc; 2012.

49- Lindenfeld J, Albert NM, Boehmer JP, et al. HFSA 2010 Nitroglicerina. Clinical Pharmacology [base de dados]. www.clinicalpharmacology.com.

Acedido em 3 de fevereiro de 2012.

50- Nieminen MS, Bohm M, Cowie MR, et al. Resumo das directrizes sobre o diagnóstico e tratamento da insuficiência cardíaca aguda. Eur Heart J. 2005; 26: 384-416.

51- Morfina. Clinical Pharmacology [base de dados]. www.clinicalpharmacology.com. Acedido em 3 de fevereiro de 2012.

52- Lindenfeld J, Albert NM, Boehmer JP, et al. Diretriz Prática Abrangente de Insuficiência Cardíaca da HFSA 2010. J Card Fail. 2010 ; 16 : e1-194.

53- Brooks SM, Weiss MA, Bernstein IL. Síndrome da disfunção reactiva das vias respiratórias (RADS). Síndrome de asma persistente após exposição a níveis elevados de irritantes. Chest 1985; 88: 376-384.

54- Alberts WM, Brooks SM. Advances in occupational asthma (Avanços na asma ocupacional). Clin Chest Med. 1992; 13: 281-302.

55- Banauch GI, Alleyne D, Sanchez R, et al. Persistent hyper-reactivity and RADS in fire fighters at the World Trade Center. Am J Respir Crit Care Med. 2003; 168: 54-62.

56- Gautrin, D, Bernstein, et al. Reactive airways dysfunction syndrome or irritant-ind uced asthma. In: Asthma in the workplace, Bernstein, IL, Chan-Yeung, M, Malo, J L, Bernstein, DI (Eds), Marcel Dekker Inc, New York 1999. p.565.

57- Meggs WJ. RADS e RUDS - a indução tóxica de asma e rinite. J Toxicol Clin Toxicol 1994; 32:487.

58- White CW, Martin JG. Chlorine gas inhalation: clinical evidence of toxicity in humans and experience in animal models (Inalação de gás cloro: evidência clínica de toxicidade em humanos e experiência em modelos animais). Proc Am

Thorac Soc 2010; 7:257.

59- Shusterman, D. Sequelas de inalações irritantes nas vias aéreas superiores e inferiores. Clin Pulm Med 1999; 6:18.

60- Courteau JP, Cushman R, Bouchard F, et al. Investigação de trabalhadores da construção civil expostos repetidamente ao cloro durante um período de três a seis meses numa fábrica de pasta de papel: I. Exposição e sintomatologia. Occup Environ Med 1994; 51: 219.

61- Lemiere C, Malo JC, Bould L, et al. RADS induzida pela exposição a uma mistura de isocianatos: comportamento funcional e histopatológico. Allergy. 1996 ;51 : 262-265.

62- Shakeri MS, Dick FD, Ayres JG. Que agentes causam a síndrome da disfunção reactiva das vias respiratórias (RALS)? Uma revisão sistemática. Occup Med. 2008; 58: 205-211.

63- Zock JP, Kogevinas M, Sunyer J, et al. Características da asma em trabalhadores de limpeza, trabalhadores noutros empregos de risco e trabalhadores de escritório. Eur Respir J. 2002; 20: 679.

64- Mendelson DS, Roggeveen M, Levin SM, et al. Aprisionamento de ar detectado na tomografia computorizada de alta resolução endexpiratória em trabalhadores sintomáticos de salvamento e recuperação do World Trade Center. J. Occup Environ Med. 2007 ; 49 : 840.

65- Vandenplas O, Fievez P, Delwiche JP, et al. Asma persistente após exposição acidental a formaldeído. Allergie 2004; 59: 115.

66- Gautrin D, Leroyer C, L'Archeveque J, et al. Avaliação transversal de trabalhadores com exposição repetida ao cloro durante um período de três anos. Eur Respir J. 1995; 8: 2046.

67- de la Hoz RE. Doença ocupacional das vias aéreas inferiores em relação à exposição por inalação no World Trade Center. Curr Opin Allergy Clin Immunol. 2011 ; 11 : 97.

68- Gautrin D, Boulet LP, Boulet M, et al. A síndrome de disfunção reactiva das vias respiratórias é uma variante da asma ocupacional? J Allergy Clin Immunol. 1994 ; 93:12-22.

69- Takeda N, Maghni K, Daigle S, et al. Long-term pathologic consequences of acute irritant-induced asthma. J Allergy Clin Immunol. 2009 ; 124 : 975.

70- Asla S, Kandis H, Akgun M, Cakir Z, Inandi T, Gorguner M. The effect of nebulised NaHCO3 on RADS due to chlorine gas inhalation. Inhal Toxicol. 2006 ; 18 : 895-900.

71- Banauch GI, Dhala A, Alleyne D, et al. Bronchial hyperreactivity and other inhalational lung injuries in rescue/recovery workers after the World Trade Center collapse. Crit Care Med. 2005; 33.

72- Vandenplas O, Wiszniewska M, Raulf M, et al. Declaração de posição da EAACI: asma induzida por irritantes. Allergy 2014; 69: 1141.

73- Malo JL, Cartier A, Boulet LP, et al. A hiperresponsividade brônquica pode melhorar enquanto a espirometria atinge um patamar dois a três anos após a exposição repetida ao cloro que causa sintomas respiratórios. Am J Respir Crit Care Med. 1994; 150:1142.

74- Philip O. Katz, Lauren B. Gerson e Marcelo F. Vela. Diagnosis and management of gastroesophageal reflux disease (Diagnóstico e tratamento da doença do refluxo gastroesofágico). Am J Gastroenterol. 2013 ; 108 : 308 - 328.

75- Gerson LB, Kahrilas PJ, Fass R. Insights sobre os sintomas dispépticos associados à doença do refluxo gastroesofágico. Clin Gastroenterol Hepatol 2011; 9: 824 - 33.

76- Zerbib, F., Guisset, O., Lamouliatte, H., Quinton, A., Galmiche, J.P. e

Tunon-De-Lara, J.M. (2002) Effects of bronchial obruction on lower esophageal sphincter motility and gastroesophageal reflux in patients with asthma. Am J Respir Crit Care Med 166: 1206-1211.

77- Hamamoto, J., Kohrogi, H., Kawano, O., Iwagoe, H., Fujii, K., Hirata, N. et al. (1997) A estimulação do esófago por ácido clorídrico provoca uma inflamação neurogénica nas vias respiratórias em cobaias. J Appl Physiol 82 : 738-745.

78- Jack, C.I., Calverley, P.M., Donnelly, R.J., Tran, J., Russell, G., Hind, C.R. et al. (1995) Simultaneous tracheal and oesophageal pH measurements in asthmatic patients with gastro-oesophageal reflux. Thorax 50: 201-204.

79- Stein, M.R. (1999) Advances in the approach to gastroesophageal reflux (GER) and asthma. J Asthma 36 : 309-314.

80- Harding, S.M., Schan, C.A., Guzzo, M.R., Alexander, R.W., Bradley, L.A. e Richter, J.E. (1995) Gastroesophageal reflux-induced bronchoconstriction. A microaspiração é um fator? Chest 108 : 1220-1227.

81- Field, S.K., Underwood, M., Brant, R. e Cowie, R.L. (1996) Prevalence of gastroesophageal reflux symptoms in asthma. Chest 109: 316-322.

82- Crowell, M.D., Zayat, E.N., Lacy, B.E., Schettler-Duncan, A. e Liu, M.C. (2001) The effects of an inhaled beta(2)-adrenergic agonist on lower esophageal function: a dose-response study. Chest 120: 1184-1189.

83- Kiljander, T.O., Salomaa, E.R., Hietanen, E.K. e Terho, E.O. (1999) Gastroesophageal reflux in asthmatics: a double-blind, placebo-controlled crossover study with omeprazole. Chest 116: 1257-1264.

84- Gibson, P.G., Henry, R.L. e Coughlan, J.L. (2000) Gastro-oesophageal reflux treatment for asthma in adults and children. Base de dados Cochrane Syst Rev 2: CD001496.

85- Busse, W.W. and Lemanske Jr, R.F. (2007) Expert Panel Report 3: Moving forward to improve asthma care. J Allergy Clin Immunol. 120 : 1012-1014.

86- Mastronarde, J.G., Anthonisen, N.R., Castro, M., Holbrook, J.T., Leone, F.T., Teague, W.G. et al. (2009) Efficacy of esomeprazole in the treatment of poorly controlled asthma. N Engl J Med. 360: 1487-1499.

87- Baxter JD, Dunbar JS. Traqueomalácia. Ann Otol Rhinol Laryngol. 1963; 72: 1013-1023.

88- Murgu SD, Colt HG. Traqueobroncomalácia e colapso dinâmico excessivo das vias aéreas. Respirologia 2006; 11: 388-406.

89- Sverzellati N, Rastelli A, Chetta A, et al. Malácia das vias aéreas na doença pulmonar obstrutiva crónica: prevalência, morfologia e relação com enfisema, bronquiectasias e espessamento da parede brônquica. Eur Radiol 2009;19:1669-78.

90- Boiselle PM, Michaud G, Roberts DH, et al. Colapso traqueal expiratório dinâmico na DPOC: correlação com parâmetros clínicos e fisiológicos. Chest 2012;142(6):1539-44.

91- Koziej M, Goreck D. [Síndrome de tosse e síncope na traqueobroncomalácia]. Pneumonol Alergol Pol 1992; 60:89.

92- Benjamin B. Traqueomalácia em bebés e crianças. Ann Otol Rhinol Laryngol 1984; 93: 438±42.

93- Katoh H, Saitoh S, Takiguchi M, et al. Um caso de traqueomalácia durante a anestesia com isoflurano. Anesth Analg 1995; 80:1051.

94- Collard P, Freitag L, Reynaert MS, et al. Insuficiência respiratória devido a traqueobroncomalácia. Thorax 1996; 51:224.

95- Feist JH, Johnson TH, Wilson RJ. Traqueomalácia adquirida: etiologia e diagnóstico diferencial. Chest 1975; 68:340.

96- Funatsu T, Taki T, Matsubara Y, et al. Diagnóstico e tratamento da traqueobroncomalácia com crise de asma. In: Bronchologie: Researc h, Diagnostic and Therapeutic Aspects, Nakhosteen J, Maassen W (Eds), Nijhoff, The Hague 1981. p.237.

97- Ikeda S, Hanawa T, Konishi T, et al [Diagnóstico, incidência, clinicopatologia e tratamento cirúrgico da traqueobroncomalácia adquirida]. Nihon Kyobu Shikkan Gakkai Zasshi 1992; 30:1028.

98- Kano Y, Sakurai H, Shidara J, Toida S, Yasuda H. Estudos histopatológicos e imunohistoquímicos da traqueobroncomalácia adquirida: relato de um caso de autópsia. ORL J. Otorhinolaryngol. Relat. Spec. 1996 ; 58 : 288-94.

99- Wittenborg MH, Gyepes MT, Crocker D. Tracheal dynamics in infants with respiratory distress, stridor, and collapsing trachea (Dinâmica traqueal em bebés com dificuldade respiratória, estridor e traqueia em colapso). Radiologia 1967; 88:653662.

100- Majid A, Sosa AF, Ernst A, et al. Função pulmonar e padrões de loop de fluxo-volume em pacientes com traqueobroncomalácia. Respir Care 2013; 58:1521.

101- Boiselle PM, Ernst A. Avanços recentes na imagiologia das vias aéreas centrais. Chest 2002; 121:1651-1660.

102- Faust RA, Rimell FL, Remley KB. Cine-ressonância magnética para avaliação de traqueomalácia focal: síndrome de compressão da artéria inominada. Int J Pediatr Otorhinolaryngol 2002; 65: 27-33.

103- Faust RA, Remley KB, Rimell FL. Imagem de ressonância magnética cine em tempo real para avaliação das vias aéreas pediátricas. Laryngoscope 2001; 111:21872190.

104- KellyA.Carden, PhilipM.Boiselle, DavidA.Waltz e ArminErnst. Traqueomalácia e traqueobroncomalácia em crianças e adultos. THORAX 2005;

127: 984-1005.

105- Picot C, Monnet P, Bethenod M, et al. Traqueomalácia em bebés. Arch Fr Pediatr 1969; 26: 493-506.

106- Sommer D, Forte V. Avanços no tratamento de colapsos importantes das vias aéreas: o uso de stents nas vias aéreas. Otolaryngol Clin North Am 2000; 33: 163177.

107- Carden KA, Boiselle PM, Waltz DA, Ernst A. Traqueomalácia e traqueobroncomalácia em crianças e adultos: uma revisão abrangente. Chest 2005; 127: 984.

108- Bolot G, Poupart M, Pignat JC et al. Self-expanding metal stents for the management of bronchial stenosis and bronchomalacia after lung transplantation. Laryngoscope 1998; 108: 1230.

109- Miyazawa T, Miyazu Y, Iwamoto Y et al. Stenting no segmento limitador de fluxo em estenose traqueobrônquica devido a cancro do pulmão. Am. J. Respir. Crit. Care Med. 2004; 169: 1096-102.

110- Grillo HC. Tratamento cirúrgico da lesão traqueal pós-intubação. J. Thorac. Cardiovasc. Surg. 1979 ; 78 : 860-75.

111- Lagisetty KH, Gangadharan SP. Traqueobroncoplastia para o tratamento da traqueobroncomalácia. J Thorac Cardiovasc Surg 2012; 144: S58.

112- Estratégia Global para o Diagnóstico, Gestão e Prevenção da DPOC, Iniciativa Global para a Doença Pulmonar Obstrutiva Crónica (GOLD) Relatório 2018 www.goldcopd.org.

113- McDonough JE, Yuan R, Suzuki M, et al. Obstrução das pequenas vias aéreas e enfisema na doença pulmonar obstrutiva crónica. N Engl J Med 2011; 365:1567.

114- Cosio MG, Saetta M, Agusti A. Immunological aspects of chronic obstructive pulmonary disease (Aspectos imunológicos da doença pulmonar obstrutiva crónica). N Engl J Med 2009; 360: 2445.

115- Jeffery PK. Comparação das características estruturais e inflamatórias da DPOC e da asma. Palestra de Giles F. Filley. Chest 2000; 117: 251S.

116- Krahnke IS, Abraham WT, Adamson PB, et al. Insuficiência cardíaca e doença pulmonar obstrutiva crónica com a utilização de um dispositivo implantável de monitorização da pressão arterial pulmonar. J Card Fail 2015; 21(3): 240-9.

117- Duffy N, Walker P, Diamantea F, Calverley PM e David L. Intravenous aminophylline in patients admitted to hospital with non-acidotic exacerbation of chronic obstructive pulmonary disease: a prospective randomised controlled trial. Thorax 2005; 60(9): 713-7.

118- Oh YM, Bhome AB, Boonsawat W, et al. Características dos doentes com doença pulmonar obstrutiva crónica estável nas clínicas de pneumologia de sete cidades asiáticas. Int J Chron Obstruct Pulmon Dis 2013; 8: 31.

119- Graeme P Currie e JoeS Legge. ABCs of chronic obstructive pulmonary disease (diagnosis). BMJ 2006; 332: 1202-4.

120- Fishman A, Martinez F, Naunheim K, Piantadosi S, Wise R, Ries A, et al. Um ensaio aleatório que compara a cirurgia de redução do volume pulmonar com a terapêutica médica para o enfisema grave. N Engl J Med 2003; 348: 2059-73.

121- Castaldi PJ, et al (2011). A associação de loci espirométricos significativos ao nível do genoma com a suscetibilidade à doença pulmonar obstrutiva crónica. Am J Respir Cell Mol Biol; 45: 1147-1153.

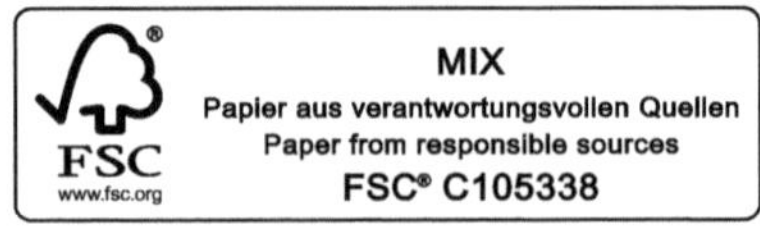

Printed by Books on Demand GmbH, Norderstedt / Germany